DU CHOLÉRA

DE SES CAUSES, EFFETS ET TRAITEMENT CURATIF

RAPPORT

DE M. J.-B.-P. ROBILLARD

SUR LE TRAVAIL

DE M. L. LEMOINE-MOREAU

Lu à la séance du jeudi 21 septembre 1866

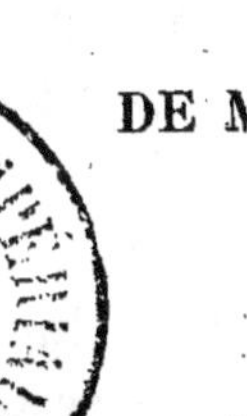

Les observations de M. Doyère, sur la respiration des cholériques, ayant révélé à M. Lemoine-Moreau que le support du principe toxique n'était autre que l'oxygène atmosphérique anormalisé, voici comment il procède à la démonstration de ce premier fait, en partant des principes de l'action et de la circulation des agents fluidiques, dans l'organisme animal. (Voir *l'Union magnétique : Des causes de notre animation.*)

A son état normal, l'oxygène de l'air est le support du fluide vital, de l'ordre négatif, qu'il abandonne à notre acte de nutrition, lors de sa combinaison avec le carbone de chaque molécule éliminée.

Mais cet oxygène, bien que partout isomère, en tant que matière, ne comporte pas toujours le même chiffre fluidique.

Ainsi, celui des villes en comporte un chiffre plus ou moins inférieur à celui de la campagne, et surtout des prairies exposées au soleil, où il est assez puissant pour décomposer l'iodure de potassium du papier ozonométrique, et auquel M. de Schœinben a donné le nom d'ozone.

La science officielle a reconnu et constaté que cet ozone n'est autre que de l'oxygène surchargé de fluide négatif, qu'il abandonne avec la plus grande facilité en présence de l'ammoniaque pour se retrouver à l'état d'oxygène normal. *(Comptes rendus de l'Académie des sciences*, rapport de MM. Fremy et Becquerel.)

Aussi cet ozone se combine-t-il, à froid, avec l'argent et le mercure, avec lesquels on ne peut faire combiner l'oxygène qu'à une grande chaleur, ce qui démontre, en passant, que le calorique n'est que du fluide négatif à l'état naissant qui se surcombine alors avec l'oxygène pour lui donner les vertus de l'ozone (oxygène surfluidé).

Partant de ces faits, on comprend que la respiration de l'ozone naturel, introduisant dans notre organisme un chiffre plus élevé de fluide négatif, exige un chiffre équivalent de fluide positif, pour leur combinaison avec chaque molécule assimilée elle-même équivalente, et que, dès lors, l'air de la campagne seul surexcite l'appétit et rétablisse la santé en accélérant la circulation fluidique, augmentée par un chiffre plus élevé de consommation de fluides vitaux, amenant une consommation équivalente de molécules nutritives assimilables, que doit fournir et remplacer l'appareil digestif.

En prenant le terme en bonne part, on peut donc dire, qu'il y a ici une anormalisation de l'oxygène surexcitant alors toutes nos fonctions vitales par surcroît du prinicpe dont il est le support.

Mais, par la même raison, cette vitalité sera diminuée par la respiration d'un oxygène qui ne comportera pas son chiffre normal fluidique; et nos fonctions animatrices pourront même se trouver altérées jusqu'au renversement d'action, et de vitales devenir mortelles, si ce même oxygène vient à se trouver le support d'un agent fluidique de vertus contraires à notre animation.

Suivant ce raisonnement, M. Lemoine-Moreau démontre alors que quand on surcombine l'oxygène de l'air, au moyen du fluide négatif de la machine électrique, sa respiration équivaut *presque* à celle de l'ozone naturel; mais qu'il n'en est déjà plus de même de l'ozone provenant de la décomposition de l'eau par la pile, dont les animaux ne peuvent supporter les effets que quelques jours, parce que son fluide, de nature minérale, est impropre à entretenir normalement notre animation.

Il en est bien autrement encore de l'ozone obtenu en faisant passer de l'air humide sur du phosphore et dont la respiration est un toxique si violent, que, d'après les expériences de M. de Scoutetten, 12 millièmes mêlé à l'air suffit pour foudroyer les petits mammifères et les oiseaux.

C'est cependant bien de l'ozone, d'après la science officielle, puisqu'en lui enlevant son excès de fluide, par l'ammoniaque, on ne retrouve plus, de même que dans les autres, que de la matière oxygène.

Aussi les savants ont-ils appelé indistinctement tous ces ozones de l'oxygène électrisé, c'est-à-dire surchargé de fluide.

Mais si, dans le cas d'ozone naturel, ce fluide surexcite notre animation, et l'arrête au contraire subitement dans le cas d'ozone de provenance phosphorique, il devient évidemment incontestable, que si le même oxygène est le support d'un fluide survivifiant, dans le premier cas, dans le second, il est celui d'un fluide mortel, effets qu'on ne peut attribuer qu'à ces fluides, puisque, de l'avis même de la science, ces deux ozones ne sont que de l'oxygène électrisé.

Ce n'est donc pas, et M. Lemoine-Moreau insiste sur ce point, la matière oxygène qui, dans aucun cas, est notre agent animateur, mais bien toujours le principe fluidique dont elle est le support et qui peut varier à ce point d'être non-seulement plus ou moins vital, mais même de devenir plus ou moins mortel, bien que son support n'ait pas changé de nature.

Ceci, dit-il, est pour la physiologie un point d'une extrême importance, et dont la physique va nous donner la raison.

En effet, pendant que l'ozone naturel est surchargé de fluide de l'ordre *négatif*, l'ozone de provenance phosphorique est le support de celui de l'ordre *positif*, qui comporte, comme on sait, des vertus contraires, et que ce fait seul démontrerait éminemment impropre à notre animation.

Que la science entre dans cette voie, et elle y trouvera la clef des mystères qu'elle a appelés *miasmes* et dont elle ne connaît encore la matière introuvable que de nom, fût-elle odorante! vertu que comportent également tous les ozones.

Mais pour qu'on ne suppose pas que l'intoxication soit le fait de particules matérielles de phosphore dont la chimie ne trouvera pas trace dans l'ozone qui en provient, M. Lemoine-Moreau expose l'action dite chimique de sa production que voici :

Le phosphore se trouvant en contact avec de l'air humide, se combine avec son eau qui devient phosphoreuse, et comme (d'après la loi démontrée dans ses principes) (1), dans toute combinaison de deux corps, il y a abandon de moitié de leurs fluides, qui sont ici de l'ordre *positif*, ceux-ci se surcombinent avec l'oxygène de l'air ambiant, corps *électro-négatif*, se trouvant ainsi le support d'un excès de fluide dont l'introduction dans notre appareil circulatoire sanguin devient un toxique par ses vertus contraires à celles du fluide négatif naturel.

(1) Voir *l'Union magnétique*, mémoire cité.

Ainsi, M. Lemoine-Moreau s'étant livré à de nombreuses expériences, pour en suivre les effets, a reconnu que, dès son contact avec le sang, dans les capillaires pulmonaires, celui-ci au lieu de prendre la couleur artérielle, brunit en raison du chiffre d'aspiration, et qu'en laissant accomplir ses effets morbides, les sujets meurent à la suite de déjections et convulsions, avec refroidissement graduel, présentant alors tous les capillaires engorgés de sang noir comme dans l'asphyxie.

Mais le sang n'est pas *poisseux* et *gélatineux* comme dans le choléra, et en outre, il y a, chez certains sujets, congestion cérébrale et inflammation du tube intestinal qu'on n'observe pas chez tous les cholériques.

Ce toxique fluidique n'était donc pas celui du choléra, mais il y avait déjà assez d'analogie d'effets pour lui indiquer qu'il était sur la voie, lorsque le hasard, ce grand découvreur, vint à son aide et voici comment :

Ayant mis la main sur un flacon contenant du phosphore dans de l'eau vaseuse de rivière, oubliée depuis longues années dans un coin de son laboratoire, et dont l'eau presque évaporée était remplacée par de l'air, il fit respirer cet air à des sujets qui, dès lors, donnèrent comme symptômes et comme autopsie des résultats identiques à ceux du choléra.

Or, le laboratoire de M. Lemoine-Moreau, à la campagne, est un cabinet entièrement vitré, exposé au soleil du matin au soir, et dans lequel, à partir de midi, il fait une chaleur tropicale.

Le long temps et cette chaleur à laquelle ce flacon avait été exposé pouvaient donc avoir concouru à donner à l'ozone qui s'y était formé, les vertus de celui d'intoxication cholérique.

Il serait trop long de rapporter ici les expériences exposées par M. Lemoine-Moreau, et qui lui démontrèrent qu'en effet la chaleur était une des conditions, mais qu'un autre était que le phosphore fût de provenance humaine.

Ceci expliquerait pourquoi le choléra est un fléau spécial à notre espèce, et ne s'attaquant qu'accidentellement aux autres, qui ont également leurs épidémies propres dont nous sommes indemnes, comme vient de le démontrer récemment celle de l'espèce bovine en Angleterre, dont la population n'en a pas été contaminée.

Partant alors de ce fait pour rechercher si la nature ne pourrait pas le reproduire en grand, dans des conditions voulues, M. Lemoine-Moreau nous démontre ces conditions de temps, de calorique et d'humidité parfaitement remplies dans les vases du Delta du Gange, alternativement couvertes et découvertes par les eaux, et le laboratoire de décomposition des cadavres humains dont la superstition des Indous a fait de ce grand fleuve leur cimetière sacré de temps immémorial.

Tout le monde avait désigné ce foyer, mais personne n'avait encore démontré le comment de production du principe cholérique.

L'ozone toxique, produit dans des conditions aussi favorables, se trouvant emporté par les courants et disséminé dans l'atmosphère, est cause de cette marche à la fois capricieuse et régulière que suit le fléau, d'après les conditions atmosphériques du milieu où il vient à être déposé.

De même que la plus ou moins grande intensité de l'état cholérique dépend du chiffre plus ou moins élevé d'ozone toxique aspiré par les sujets, dont la constitution plus ou moins normale concourt également au développement du mal.

On conçoit que nous ne puissions entrer ici dans tous les détails que nous donne notre collègue à ce sujet, et nous avons hâte d'en venir aux faits du mal lui-même, dont il nous fournit l'explication, phase par phase, en mettant chacune de celles-ci en regard du tableau de notre acte normal de nutrition, foyer de développement de la morbidité.

Ces faits ont une trop grande importance au point de vue pathologique, pour que nous n'en suivions pas les principaux phénomènes, à l'explication de chacun desquels il n'y a qu'à appliquer les principes de la physique elle-même pour en comprendre les causes.

Nous commencerons donc par l'exposé des faits de l'oxygène atmosphérique dans l'acte normal de nutrition comme point de comparaison de son anormalité cholérique.

Ainsi, partant du moment où l'oxygène est échangé au poumon contre son équivalent d'acide carbonique, M. Lemoine-Moreau nous le fait voir se distribuant entre toutes les molécules du sang, auquel son fluide négatif seul est apte à rendre la couleur et les vertus artérielles.

Puis, ainsi associé pendant le parcours sanguin, et arrivé à l'organe couple en nutrition, cet oxygène quittant alors sa molécule assimilable pour se combiner avec le carbone de celle éliminée, lui abandonne son chiffre de *négatif*, lequel en s'y recombinant avec son équivalent de *positif* fourni par le nervicule de l'ordre grand symphatique, la constitue partie intégrante de l'organe.

Simultanément, le fluide *négatif* échappé de son équivalente éliminée, pénètre dans l'organisme par le nervicule pneumo, pendant que son *positif* s'élance dans la veine, où (suivant la loi fluidique) son passage entraîne l'acide carbonique et les autres *caput mortuum* d'élimination, ensuite expulsés par le poumon et les organes sécrétoires et excrétoires de leur ordre.

Tel est l'état normal de nutrition.

Assimilation et élimination moléculaires équivalentes, et transformation de l'oxygène en acide carbonique amenant celle du sang artériel en veineux, par substitution du fluide *positif* sortant, au fluide *négatif* entrant, et renversement du fait au poumon.

Circulation également équivalente des fluides internes, le *négatif* d'élimination pénétrant par le pneumo, et le *positif* fourni par le symphatique se combinant dans la molécule assimilée jusqu'à sa prochaine élimination, d'où il s'en échappera pour quitter l'organisme, comme *caput mortuum* fluidique.

Mais lorsque l'acte respiratoire vient à comporter un chiffre quelconque d'oxygène anormalisé, et support du principe *positif* cholérique, sa distribution aux molécules du sang, au lieu de donner à celui-ci la couleur franche artérielle, le brunit plus ou moins, en raison du chiffre fluidique d'intoxication, et cela dès la veine pulmonaire.

La molécule ainsi unie à cet oxygène anormalisé arrivant cependant à sa destination nutritive, celui-ci la quitte bien pour se combiner au carbone d'élimination ; mais comme le fluide qu'il lui abandonne est du même ordre *positif* que celui que lui présente le conducteur symphatique, il ne saurait y avoir assimilation de cette molécule repoussée de l'organe et tombant dans le capillaire, où elle reste avec son chiffre de fluide *positif* anormal qui la rend brune.

Cependant, comme l'élimination a eu lieu normalement, les fluides *positif* et *négatif* suivent leur marche ordinaire, et si le chiffre d'intoxication est faible, et que l'état normal se reproduise à l'acte de nutrition suivant, cette molécule se trouve entraînée et bientôt éliminée comme *caput mortuum,*

Mais si, au contraire, l'action anormale continue, il se produit chaque fois une élimination moléculaire sans assimilation équivalente.

De là cet amaigrissement si subit des cholériques ; et, en outre, les molécules non assimilables finissant par obstruer le capillaire, l'action de leur couple nutritif se trouve interrompue, d'où refroidissement graduel et proportionnel au nombre de couples éteints, dont l'action normale est la seule source du calorique animal.

Il en résulte nécessairement aussi la suspension graduelle de la circulation fluidique nutritive, le fluide *négatif* n'étant plus fourni au pneumo et le *positif* ne trouvant plus à s'écouler du symphatique; d'où pléthore de celui-ci et adynamie du premier, stase équivalente de la circulation sanguine, affaiblissement du pouls et de l'action du cœur et diminution proportionnelle d'acide carbonique exhalé, et d'entrée de son équivalent d'oxygène.

Après cet exposé rapide de ce premier ordre de faits produits par l'intoxication cholérique, nous allons suivre M. Lemoine-Moreau dans sa démonstration des causes et effets d'anormalisation de la dissolution sanguine.

Notre collègue nous fait seulement observer que l'intensité des faits pathologiques que nous venons de décrire dépend beaucoup de l'état plus ou moins normal du sujet, par rapport à la dose d'intoxication, et que si celle-ci est faible, l'organe peut se débarrasser des éléments nutritifs anormalisés, de même que le mal peut rester plus ou moins longtemps à l'état d'incubation, sans qu'il se témoigne encore d'autres symptômes externes que ce malaise indéfinissable que ressentent tant de personnes avant la déclaration et même pendant le cours de l'épidémie.

Mais nous suivons le mal dans la marche progressive, lente ou vive de son développement, dont les causes sont les mêmes, quelles qu'en soient l'intensité et la rapidité.

Nous avons déjà vu une partie des molécules assimilables abandonnée dans les capillaires, avec leur fluide *positif* dont la coloration cause la cyanose ; mais le sang, qui ne peut plus y passer, venant à traverser les capillaires encore libres, abandonne au poumon cet oxygène, associé aux autres, et dont la nature fluidique est la même que celle de l'acide carbonique.

De là l'observation de M. Doyère sur l'exhalation d'oxygène répondant à la diminution de l'acide carbonique, état anormal qui augmente avec l'intensité du mal.

Mais cette expulsion même du toxique ne remédie pas à l'état des molécules anormalisées, par leur union avec cet oxygène, dont le fluide mortel pour elles en a fait autant de *caput mortuum* désormais impropres aux fonctions vitales.

Il en est d'elles comme des spermatozoïdes qu'on tue avec un courant de fluide positif ; car tout en participant à l'animation générale, chacune d'elles jouit de son animation propre, relative à la fonction qu'elle a à remplir.

Pour peu qu'on doute de ce fait, on n'a qu'à mettre sous le microscope une goutte de sang normal, et on verra ces molécules douées d'une vitalité qui les fait d'abord se tenir à distance, puis se réunir en se plaçant les unes sur les autres comme des piles d'écus renversés, dernier fait actif après lequel elles tombent en dissolution.

Qu'on observe de même le sang d'un cholérique et on n'y verra rien de semblable, car ses molécules étiolées et déjà atrophiées et accompagnées de granulations noirâtres restent inertes et sans mouvement vital aucun.

Aussi le savant M. Ch. Robin a-t-il reconnu que, chez les cholériques, elles ne jouissaient plus de leur faculté d'hydratation, fait qui entraîne à lui seul les conséquences les plus graves.

En effet, et quels que soient les noms qu'on donne à ses composants solides et liquides, le sang est une dissolution, et comme tel, il ne peut comporter qu'un chiffre salin en rapport avec son liquide. C'est là ce qui fait que quand ses proportions d'eau viennent à diminuer, la soif se fait sentir ; de même qu'il en expulse tout excès avec rapidité, comme on en fait l'expérience en déshytratant le sang, ou en y injectant de l'eau.

Donc en perdant leur faculté d'hydratation, les molécules anormalisées sont cause d'un excès d'eau qui ne peut être éliminé ni par la sueur ni par les urines, dont les organes ne fonctionnent plus dès qu'il y a diminution et même interruption d'une partie de la circulation fluidique nutritive, indispensable à leur actiou, qui est elle-même une élimination fluidique.

Les molécules encore normales se trouvent donc surhydratées par l'absorption de cet excès ; d'où cause d'épaississement du sang et de son état gélatineux.

Mais en outre que l'eau abandonnée par les autres molécules est elle-même anormalisée, elles tendent à tomber en dissolution, c'est-à-dire à faire retourner leurs composants à l'état salin, nouveau danger pour la dissolution sanguine, qui ne pourrait le conjurer que par un équivalent d'eau, au moment même où les facultés absorpsives de l'appareil digestif sont non-seulement supprimées, mais tendent même à leur renversement fonctionnel.

De là cette soif inextinguible des cholériques qui ne sauraient la satisfaire, l'estomac rejetant alors tout ce qui peut y être ingéré, à cause de son état auquel nous allons passer.

On a vu que si la circulation *négative* fluidique du pneumo diminuait avec le chiffre des couples nutritifs éteints, la *positive* du grand symphatique voyait sa stase augmenter dans les mêmes proportions et y causer un véritable état pléthorique fluidique, cause de l'état de congestion où se trouve *seul* cet appareil nerveux dans l'autopsie des cholériques.

Il en résulte d'abord que ne trouvant plus d'issue périphérique, son fluide *positif*, stagnant sur ses conducteurs, tend à refluer jusqu'à son organe d'entrée qui est l'estomac, et, par conséquent, s'y oppose à toute absorption nouvelle qui en augmenterait encore la valeur, déjà relativement en excès, par rapport à la diminution d'entrée du négatif par le poumon.

Mais il s'ensuit encore que, du moment où le chiffre

augmentant de *positif* du sang vient à y dominer celui du *négatif* (qui est sa condition normale de constitution), son état fluidique se trouve renversé, par rapport à celui de l'appareil digestif.

A l'état normal, en effet, si le chyle progresse comme de soi-même et sans nul moteur apparent, de l'appareil intestinal à l'appareil sanguin dans lequel il se déverse, c'est que (d'après la loi bien connue de la marche des fluides) il se trouve entraîné par un courant positif, qui, à chaque digestion, s'établit dans ce sens.

Mais dès que, dans cette phase cholérique, le sang lui-même devient anormalement *positif* comme ce courant, il se produit une répulsion qui tend à son renversement polaire.

Le chyle commence donc à revenir sur lui-même jusqu'aux villosités intestinales, fonctionnant dès lors en sens contraire et déversant dans les intestins d'abord les éléments nutritifs refusés par la dissolution sanguine.

Tel est le point de départ de la diarrhée cholérique.

Une fois cette voie unique bien qu'anormale ouverte, le même effet se continue avec les éléments anormalisés du sang ; d'où ce chiffre énorme de ses composants salins qu'on retrouve alors dans les selles.

De là aussi son augmentation de consistance par la perte continue de son serum que celui de la lymphe et tous les liquides nutritifs tendent à remplacer en cette absence de secours du dehors, avec lequel toutes communications sont interceptées, par le renversement des fonctions absorsives.

Tel est l'état des deux appareils nutrito-digestifs, arrivé à cette phase du choléra, qui se manifeste, plus tôt ou plus tard et avec plus ou moins d'intensité, toujours suivant le chiffre de toxique et les conditions constitutives du sujet.

Mais (continue notre collègue) il peut se faire aussi

que l'intensité positive du sang soit telle qu'elle ne laisse pas aux villosités intestinales le temps d'en extraire bien qu'anormalement les éléments morbides.

Ceci se change alors en véritable hémorrhagie, dont les évacuations paraissent soulager momentanément le malade qui est cependant perdu sans ressource, aussi bien que quand le sang artériel et veineux ne font plus qu'un, puisque nos couples organiques ne fonctionnent que par les tensions fluidiques contraires de nos deux dissolutions sanguines, et que la vie cesse avec cette lutte indispensable à l'acte de nutrition, comme dans le couple minéral qui en est l'appareil typique.

A la suite de cet exposé qui démontre que le sang est le véritable foyer d'intoxication du principe cholérique, dont l'action directe se concentre dans le double appareil nutrito-digestif, M. Lemoine-Moreau va nous démontrer que les désordres, pourtant si graves des fonctions dynamiques et intellectuelles, ne sont cependant que des effets indirects et secondaires, mais nullement les causes du mal.

On vient de voir qu'il ne provient pas plus d'un orgasme sécrétoire que d'une gastro-entérite ou d'une adynamie du cœur, comme l'ont supposé les docteurs Broussais et Gendrin, qui n'en démontraient pas plus la cause incitatrice en croyant en spécifier le foyer d'action.

Quant à l'état congestionnel du grand sympathique, que d'autres savants auteurs veulent aussi prendre pour cause, on vient de voir qu'il n'est encore qu'un effet don nous allons maintenant suivre les conséquences réactives sur l'appareil cérébro-spinal, résultant de la pléthore du *positif* et de l'infériorité du *négatif*.

Si, comme M. Lemoine-Moreau l'a posé dans ses principes de physiologie animative (1), l'état normal de notre organisme dépend de l'équilibre d'entrée et de sortie

(1) Voir *l'Union magnétique*, ouvrage cité.

équivalente de ces deux agents contraires de notre animation, on conçoit que, bien que la morbidité cholérique se trouve circonscrite, et pour ainsi dire isolée, dans l'appareil nutrito-digestif, celui-ci comportant précisément leurs issues, l'équilibre de leur valeur respective doit nécessairement se répercuter sur l'appareil cérébro-spinal, autre siége de leur fonctionnement.

Seulement, d'après les principes ci-dessus, on doit se rappeler que l'agent *positif*, d'origine alimentaire, ne tend à sa sortie de l'organisme qu'après son *dernier* fonctionnement dans le couple nutritif, tandis qu'au contraire, l'assimilation nutritive est le *premier* fonctionnement de l'agent *négatif*, qui ne passe qu'après sa sériation, dans l'appareil cérébro-spinal.

De cette double circulation fluidique en sens inverse et se croisant toujours dans leur marche, il résulte forcément que, si notre état normal dépend de l'équivalence de leurs vertus contraires, leur rupture d'équilibre se répercute nécessairement sur l'organisme entier, et en raison même de l'intensité de leur inéquivalence.

Ainsi, pour l'état comateux des cholériques, en traitant dans ses cours du sommeil anormal, et particulièrement au sujet de l'ivresse alcoolique, notre savant collègue M. Lemoine-Moreau nous a démontré que cet état survenait fatalement, pour peu que le fluide positif devint dominant, ce qui est ici le cas.

De même nous a-t-il fait voir que les fonctions intellectuelles se trouvaient troublées, toutes les fois que l'excès de cet agent était assez puissant pour le faire pénétrer dans les appareils cérébraux où sa modalité n'est pas apte à fonctionner.

C'est pourquoi ces conditions fluidiques se retrouvant dans cette phase du choléra, il ne peut que nous renvoyer à ces chapitres de son traité, dans lesquels on trouvera tous les faits démonstratifs que leur extension ne permet pas de reproduire ici.

De même en est-il encore de l'anormalité de contrac-
tion des appareils musculaires, où il nous fait voir que
les lois de la physique et de la dynamique sont d'accord,
pour démontrer qu'un levier sollicité en sens contraire
par deux forces égales restera inerte, tandis que s'il y a
inégalité d'action, il se mouvera dans le sens de la plus
puissante.

Ici donc, ou la source de l'agent *négatif* se tarit gra-
duellement et dans les mêmes proportions, ou augmente
relativement le chiffre du *positif* sans issue, il y a forcément contractions musculaires involontaires, par suite de
l'épuisement du premier, qui ne peut plus faire équilibre
au second, dans leurs appareils d'action commune et
équivalente.

Par la même raison, lorsque l'agent *positif* vient à être
seul dominant à la mort du sujet, survient aussitôt cette
rigidité cadavérique si remarquable, et qu'on ne retrouve,
dans les mêmes conditions, que chez les animaux morts
d'épuisement, par suite d'un dynamisme forcé, qui leur
a également enlevé tout le fluide *négatif*.

Aussi leur mort est-elle instantanée et sans agonie aucune, comme celle des cholériques, qui s'éteignent subitement avec la consommation de leur dernier chiffre de
fluide *négatif*.

M. Lemoine-Moreau, nous l'avons dit, regarde ces désordres dynamiques et intellectuels comme des effets secondaires, par lesquels le praticien ne doit pas se laisser
détourner, malgré l'apparente gravité de leurs symptômes, qui disparaissent d'eux-mêmes, dès que l'appareil
nutritif tend à revenir à son état normal. *Ablata causa,
tollitur effectus.*

Du reste, tout ce qu'il avance au sujet du choléra se
trouve confirmé par l'examen cadavérique, où le cerveau,
le cervelet, la moelle épinière et tout le système nerveux
cérébro-spinal ne présentent aucune altération ; tandis

que l'état congestionnel du grand symphatique accuse la pléthore fluidique dont il est le siége.

Le pneumo, au contraire, se trouve un peu plus blanc que de coutume par suite de sa vacuité ; mais on doit remarquer aussi que tous les organes sécrétoires et excrétoires, poumons, foie, reins, etc., sont plus ou moins engorgés de molécules sanguines anormalisées que la cessation de leurs fonctions les a empêchées d'éliminer de l'organisme.

L'état de vacuité de la rate prouve que ses fonctions ne sont point de cet ordre ; et quant à la désorganisation des tissus, leur élimination sans assimilation équivalente en rend parfaitement compte.

De même encore que les lésions de l'appareil digestif ne proviennent que du renversement de ses conditions fluidiques, qui, de *positives* qu'elles doivent être normalement, deviennent *négatives*, par suite du même renversement polaire opéré dans l'appareil circulatoire sanguin.

Aussi est-ce sur la connaissance même de ces conditions que s'appuie M. Lemoine-Moreau pour en rétablir la normalité dans sa thérapeutique du choléra, par laquelle nous allons terminer l'analyse de ce travail que nous espérons voir bientôt publier *in extenso*.

L'agent *négatif* ayant pris possession du siége digestif, il fallait lui opposer un corps assez puissamment *positif* pour y devenir dominant et forcer son antagoniste à reprendre son état polaire normal, et suspendre ainsi le cours des évacuations morbides ; c'est ce que nous allons voir en parlant du traitement.

Empiriquement, les tâtonnements de la science ont déjà essayé différents traitements, mais l'insuccès provient de ce qu'il n'y a pas eu la simultanéité, ici indispensable dans l'application, et en outre, la pharmacie n'en possède pas en ce moment l'élément capital.

Cet élément est l'ozone naturel, c'est-à-dire l'oxygène

surfluidé *négativement* dont voici un des procédés de récolte :

On expose au grand soleil, entre dix et deux heures, un baquet rempli d'eau de pluie, dans lequel sont renversées une grande cloche de verre et une bouteille également remplie d'eau et reliées par un tube partant du haut de la cloche et aboutissant dans la bouteille munie d'un second tube de dégagement pour l'eau.

On introduit alors sous la cloche une poignée d'herbe fraîchement coupée (luzerne, trèfle, etc.), et quand l'ozone ne s'en dégage plus, on la remplace par une nouvelle, jusqu'à ce que la bouteille soit pleine de ce gaz.

C'est une affaire de temps et de soleil dont les pharmaciens auront à s'occuper, ainsi qu'à conserver de la neige comme on conserve de la glace.

En outre, ils devront être également munis de la préparation suivante :

Prendre du charbon de peuplier bien privé de gaz et réduit en poudre impalpable ; le broyer avec une légère dissolution de gomme adragant jusqu'à en faire une pâte homogène à laquelle on ajoutera alors, peu à peu, de l'*eau de glace*, de manière à ce que le charbon soit en suspension dans tout le liquide.

Verser ensuite dans des moules à boule de gomme des confiseurs et faire congeler fortement dans un sabot.

Administrer les bols hydrocarbonés de cinq en cinq minutes, jusqu'à cessation des vomissements ; puis trois de dix en dix minutes, et enfin trois derniers de vingt en vingt minutes.

Simultanément faire respirer l'ozone dans les proportions d'un cinquième mêlé à l'air atmosphérique à plusieurs reprises et jusqu'à cessation des derniers symptômes.

Aussi simultanément frictionner tout le corps (excepté l'abdomen) avec de la neige, essuyer immédiatement avec un lainage, puis bien couvrir le malade pour amener la réaction calorique.

Aussitôt celle-ci parue, masser avec les mains et frictionner fortement, mais lentement à partir des extrémités et sur toute la partie dorsale surtout, par magnétisation expressive ascendante.

C'est ici, comme on le voit, que le magnétisme peut devenir un adjuvant.

Quand les urines reparaîtront enfin, il sera bon d'administrer un léger purgatif à l'huile de ricin pour empêcher les effets typhoïdes qui suivent souvent le choléra.

Ne s'occuper ni des désordres intellectuels ni des crampes, effets secondaires et indirects de l'état cholérique dont le siége est *uniquement* l'appareil nutrito-digestif et *nullement* le cérébro-spinal.

En l'état actuel, remplacer l'ozone naturel par de l'air électrisé par le fluide *négatif* du plateau et la neige, par des compresses d'alcali volatil qu'on retirera aussitôt la première rubéfaction de la peau pour pratiquer les frictions.

Pour terminer cet exposé, nous nous permettrons une observation pour répondre à l'avance à ceux de nos collègues qui pourraient se dire que rien de tout ceci n'a trait au magnétisme, et nous dirons que ce raisonnement serait une grave erreur.

Car notre art ne consiste nullement à appliquer les procédés magnétiques à tous les cas morbides, mais bien à reconnaître ceux auxquels il est favorable ou nuisible, ou même inapplicable.

Si M. Lemoine-Moreau, à qui nous ne pouvons certes nier de hautes connaissances en fait de magnétisme, nous dit que le seul moment où nous pourrions intervenir est celui où l'appareil nutrito-digestif commence à revenir à son état normal, il n'en rend pas moins un véritable service à la science magnétique, en lui faisant comprendre que, par la nature même de son action, le choléra étant

un mal qui se renferme dans l'appareil nutrito-digestif
en l'isolant tant extérieurement qu'intérieurement par le
renversement polaire de ses tensions fluidiques, cet isole-
ment rend alors toute tentative magnétique inabordable
au siége du mal.

Il évite ainsi au magnétiseur de perdre inutilement un
temps précieux, qui doit être employé à rétablir, avant
tout, l'état fluidique normal, où l'action magnétique peut
être alors appliquée avec succès dès qu'ont cessé les conditions qui en rendaient cette application impossible.

Ne fût-ce donc qu'à ce titre, nous pensons que la So-
ciété se joindra à nous pour remercier M. Lemoine-Moreau, notre collègue, d'une communication qui nous a
tous si vivement intéressés.

ROBILLARD.

20 septembre 1866.

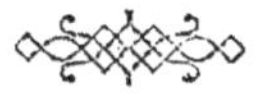

Paris. — Imp E. Voitelain et Cᵉ, rue J.-J. Rousseau, 15.

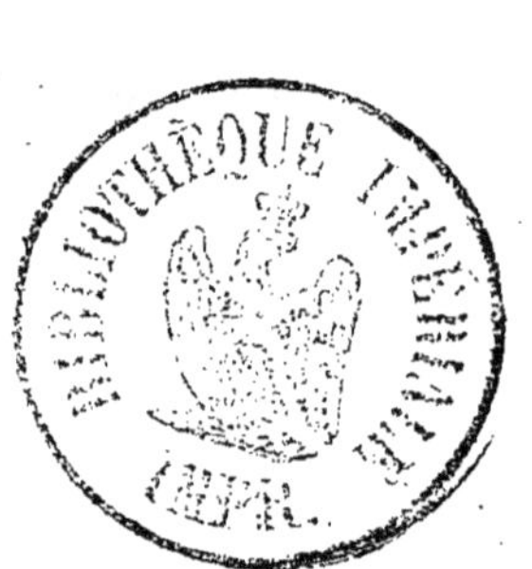

9 782014 105940